NOUVELLES RECHERCHES

SUR

LA TRACHÉOTOMIE

PRATIQUÉE

DANS LA PÉRIODE EXTRÊME DU CROUP.

PAR

A. TROUSSEAU,

Professeur à la Faculté de médecine de Paris,
médecin de l'hôpital des Enfans malades.

Extrait de L'UNION MÉDICALE, Août 1851.

PARIS,

TYPOGRAPHIE ET LITHOGRAPHIE FÉLIX MALTESTE ET C,
Rue des Deux-Portes-Saint-Sauveur, 22.

1851

NOUVELLES RECHERCHES

sur

LA TRACHEOTOMIE

pratiquée

DANS LA PÉRIODE EXTRÊME DU CROUP.

———◦———

Il est une époque, dans la vie d'un homme, où l'esprit est plus aventureux, où l'on se jette avec une sorte de passion dans des voies nouvelles ; c'est, à mon sens, une heureuse disposition d'esprit chez un jeune médecin ; et j'aime à voir des jeunes gens avoir les défauts de la jeunesse, car ils en conserveront longtemps les qualités. Il en résultera sans doute une certaine mobilité dans les idées. Ce qu'on avait embrassé avec une ardeur juvénile, on l'abandonnera plus tard, ou tout au moins on le modifiera.

Je n'ai jamais trop bien compris le reproche que l'on fait sans cesse à un homme dont les opinions médicales se sont modifiées, comme si l'immobilité était dans notre nature, comme si chaque fait nouveau n'éveillait pas, dans notre esprit, des idées nouvelles, comme si l'expérience ne devait pas être un des avantages de celui qui vieillit, le seul peut-être qui lui reste, et qu'il serait alors si injuste de lui disputer.

Me voici arrivé bien probablement aux trois quarts de ma carrière médicale ; médecin depuis vingt-six ans, je n'ai pas sans doute aujourd'hui toutes les idées que j'avais quand j'ai quitté les bancs de l'école, et, sur beaucoup de points j'ai changé, comme tout a changé, comme tous ont changé autour

de moi. Les causes de ce changement me sont en quelque
sorte étrangères, le mouvement de l'art médical m'a entraîné
malgré moi, et entraîne ceux mêmes qui, par la nature de leur
esprit, ont le plus la prétention de résister au torrent.

Toutefois dans certains points je suis resté isolé du mouvement général, je suis resté me mouvant dans une orbite indi-
viduelle, si je puis m'exprimer ainsi, et les changemens qui
se sont opérés dans mon esprit sont arrivés insensiblement et
ne sont guère que le résultat de mon expérience personnelle.

Par un hasard singulier, je me suis trouvé, moi médecin,
fort étranger à la médecine opératoire, en possession de faire
seul, quelque temps, à Paris, une opération chirurgicale grave,
la trachéotomie.

Pendant près de dix ans, j'ai fait tout ce qui était en mon
pouvoir pour populariser un moyen de traitement que mon
maître, M. Bretonneau, avait imaginé et mis le premier en
usage avec succès, et je n'ai trouvé qu'incrédulité et répugnance.

Enfin des chirurgiens recommandables, des médecins plus
hardis que les autres ont fait cette opération, et depuis 1840,
j'ai été assez heureux pour voir s'éloigner de moi la triste mis-
sion de tenter, dans l'agonie des enfans, une opération san-
glante et souvent inutile, et quoique je la pratique toujours
plus souvent que je ne le voudrais, je suis loin aujourd'hui de
garder ce déplorable monopole. Ainsi, tandis que, dans le
cours de l'année 1835, j'ai pu faire 33 trachéotomies, en 1850
je n'en ai fait que 6, et 12 seulement dans les sept premiers
mois de 1851.

Je veux donner les résultats de ces 18 dernières opérations, parce qu'ils ont été assez heureux pour encourager
ceux de mes confrères qui pourraient encore conserver quelque répugnance pour la trachéotomie ; surtout parce que ces
résultats me semblent dus à des modifications introduites dans
le traitement que j'avais jadis conseillé et que j'avais opiniâtre-
ment suivi pendant plusieurs années.

L'influence de ce nouveau traitement s'est fait sentir non
seulement dans ma pratique, mais dans celle de mes collègues.

J'en veux donner la preuve d'après les faits recueillis à l'hôpital des Enfans malades de Paris.

Pendant quinze ans, il a été fait à l'hôpital plus de 40 trachéotomies pour des malades atteints de croup, et *pas un seul* enfant n'avait été guéri. Dans le cours de l'année 1850, 19 opérations ont été faites, et 6 guérisons ont été obtenues, l'une par moi, les 5 autres par M. Paul Guersant, chirurgien de l'hôpital, ou par les élèves internes qui, en l'absence du chef de service, ont pratiqué une opération qui ne pouvait être différée. Tous ces malades ont été traités suivant la méthode que M. Guersant et moi avons décidément adoptée: et il est difficile de croire que cette méthode ait été étrangère aux résultats que nous obtenons maintenant à l'hôpital des Enfans, résultats si différens de ceux que l'on obtenait jadis.

En 1851, jusqu'aujourd'hui 20 août, 17 trachéotomies ont été faites dans notre hôpital, pour des cas de croup. Il y a eu 8 guérisons. M. Paul Guersant, chirurgien de l'hôpital, a opéré 4 malades, dont 2 guéris; M. Becquet, interne de mon service, 4 malades, dont 2 guéris; M. Dufour, interne de M. Bouneau, 1 malade guéri; M. Caillaud, interne de M. Tardieu, 2 malades dont 1 guéri; M. Nicas, interne de M. Guersant, 1 malade, 1 mort; M. Rombeau, également interne de M. Guersant, 3 malades, 1 guéri; une opération a été faite par M. Pivent, interne de M. Blache, l'enfant est mort. Enfin, j'ai opéré moi-même un enfant qui a guéri. Je ferai remarquer que les internes de nos services en étaient presque tous à leur coup d'essai, et que, en général, ils ont été plus heureux que leurs maîtres. Si j'insiste sur cette particularité, c'est que je veux que nos confrères y trouvent un encouragement, qu'ils ne se refusent pas à tenter cette opération à cause de leur inexpérience; qu'ils comprennent bien que si des jeunes gens instruits, mais au début de la carrière médicale, ont fait avec habileté, avec bonheur, une opération que l'on craint trop de faire, il ne leur est plus permis de décliner la responsabilité pour la faire peser sur leurs aînés comme moi, dont la vue est moins sûre, dont la main est peut-être moins ferme que jadis.

Je n'ai pas de plus grande joie que d'applaudir aux succès

des jeunes médecins qui suivent la même carrière que moi ; et je suis plus fier de leurs succès que des miens ; j'avoue que lorsque je compare la proportion des guérisons obtenues par nos élèves à celle qui m'est propre, je suis bien heureux d'être battu dans cette lutte : j'en suis heureux, parce que cela leur donnera à eux-mêmes une légitime confiance : j'en suis heureux surtout, parce que cela popularise la méthode thérapeutique de mon vieux maître, M. Bretonneau, et que c'est pour lui une douce consolation de voir fécondées les semences médicales qu'il a répandues en si grand nombre.

Et puis, tandis qu'à Paris, dans nos hôpitaux, dans des conditions en général défavorables, on obtient pourtant des résultats si favorables, nous voyons dans les départemens, des résultats plus heureux encore, nous voyons des médecins, MM. les docteurs Boulland et Dupéret (de Limoges), obtenir 3 guérisons, sur 3 opérations de trachéotomie, faites dans la période extrême du croup. (Voir l'UNION MÉDICALE, nº du 3 août 1850.)

Je ne dirai rien de ce que faisaient mes confrères après avoir pratiqué la trachéotomie : je ne parlerai que de ce que je faisais moi-même, et je dirai quelles heureuses modifications m'ont permis d'obtenir 8 guérisons sur mes 18 dernières opérations, tandis qu'auparavant sur 135 trachéotomies je n'avais obtenu à peu près qu'une guérison sur quatre.

Je dois, toutefois, en indiquant les résultats si satisfaisans que je viens de faire connaître, tenir grandement compte d'une circonstance considérable, qui n'existait pas il y a quelques années.

La nouvelle génération médicale, je parle surtout des médecins qui sont reçus depuis douze ou quinze ans, est généralement au fait des opinions de M. Bretonneau, sur la nature, la marche et le traitement du croup. Il en résulte que, s'ils sont appelés à temps, ils cautérisent vigoureusement les amygdales recouvertes de fausses membranes, insufflent de l'alun dans la gorge, donnent quelques vomitifs, et, le plus souvent, ils arrêtent les progrès du mal.

S'ils sont appelés trop tard, ils essaient encore cette médication, et s'ils sont débordés par la maladie, ils se gardent bien d'épuiser les enfans par des émissions sanguines, toujours si pernicieuses, et d'appliquer des vésicatoires, qui ont le triple inconvénient d'être douloureux, d'être inutiles, et de se recouvrir de fausses membranes, de manière à devenir la cause de la mort des petits malades lorsque l'opération a le mieux réussi d'ailleurs.

Cette pratique, générale aujourd'hui, nous livre les enfans dans des conditions infiniment meilleures que jadis, et les succès de la trachéotomie sont toujours en proportion directe de la vigueur des malades et de la bonne direction du premier traitement.

Si donc j'attribue une part capitale aux moyens nouveaux, ou plutôt aux petites précautions introduits, depuis quelques années, dans ce traitement après la trachéotomie, je dois aussi attribuer beaucoup aux confrères qui ont donné les premiers soins.

Maintenant faut-il croire que l'épidémie qui, depuis deux ans surtout, semble se réveiller dans certains quartiers de Paris, a moins de.gravité que celle dont plusieurs fois déjà j'ai été témoin depuis vingt-cinq ans? J'avoue que je ne le crois pas; mais l'avenir seul est appelé à décider cette grave question. — Enfin, pour les enfans opérés à l'hôpital, il est un point qui peut-être a plus d'importance que tous les autres ; au lieu de laisser nos malades dans les salles communes, où ils contractaient des fièvres contagieuses qui venaient compliquer si fatalement la maladie, nous les isolons dans de petites salles où ils restent seuls, autant que possible, ou tout au moins avec des enfans atteints d'affections non transmissibles.

En considérant l'extrême tenacité de l'inflammation diphthérique, dans les fosses nasales, sur les amygdales, sur la peau, et la funeste tendance que la phlegmasie pharyngienne avait à se propager dans le larynx, et de là dans le reste des voies aériennes, il me semblait évident que, dès que l'opération était terminée, je devais poursuivre, dans la trachée artère, l'inflammation spéciale, par les agens de substitution les plus énergiques, et l'y éteindre, comme nous le faisons avec tant d'avantage sur la membrane muqueuse du pharynx. Je portais donc, dans la trachée et dans les bronches, une forte solution de nitrate d'argent, je renouvelais quatre, cinq, six fois cette application cathérétique, et je ne cessais d'agir sur la membrane muqueuse bronchique, que lorsque la sécrétion était devenue parfaitement muqueuse. C'était d'ailleurs la médication que conseillait mon maître, M. Bretonneau; c'était avec des moyens de ce genre qu'il avait guéri un grand nombre de malades, je devais donc, et j'y étais invité par la théorie et par les résultats pratiques de l'illustre médecin de Tours.

Aujourd'hui, et depuis près de dix ans, j'ai complètement abandonné cette médication; maintenant, je n'emploie, après l'opération, aucune solution cathérétique; je ne fais même que rarement des injections émollientes. Je dirai tout à l'heure pourquoi j'ai renoncé à ces moyens.

Je me servais d'une canule simple; et comme elle s'engouait, j'étais dans l'obligation de l'enlever deux ou trois fois en vingt-quatre heures. Opération toujours douloureuse, et assez difficile pendant les deux premiers jours.

Depuis dix ans, j'emploie toujours une canule double, et comme la canule interne seule s'engoue, les parens eux-mêmes enlèvent cette canule interne toutes les deux ou trois heures, la nettoient, la replacent, sans causer de douleur ni d'irritation.

Je laissais le col découvert, l'air pénétrait directement dans la trachée; le mucus qui tapissait ce conduit se desséchait, formait des masses qui obstruaient sans cesse la canule; et pour parer à ce grave inconvénient, j'instillais sans cesse dans la trachée et dans les bronches de l'eau, et par une espèce d'écouvillonnement, j'allais déplacer, briser le mucus desséché ou épaissi, que j'enlevais à grand'peine. Ces manœuvres très douloureuses, difficiles, ne pouvaient être faites que par le médecin, ce qui obligeait à des visites répétées, ou bien à laisser un aide auprès du malade.

Maintenant, dès que l'opération est faite, j'enveloppe le col de l'enfant avec une cravate, de telle sorte que l'air expiré soit repris en partie, conservant de la chaleur et surtout de l'humidité. Il en résulte que le mucus de la trachée et des bronches ne se durcit plus ; que l'expectoration est facile, et que les injections et l'écouvillonnement ne sont presque jamais nécessaires.

Je laissais la plaie exposée à l'air libre, me contentant de la panser quelquefois avec un peu de charpie enduite de cérat. Cette plaie se recouvrait de fausses membranes, s'enflammait horriblement, se gangrenait quelquefois.

Maintenant, je place sur la plaie une rondelle de taffetas ciré, percée d'un trou pour le passage de la canule ; de cette manière, la plaie est protégée doublement par la cravate et par cette rondelle de taffetas ; et dès le lendemain de l'opération, je cautérise énergiquement toutes les parties divisées qui se recouvrent de fausses membranes, et je renouvelle deux ou trois fois cette cautérisation, jusqu'à ce que la surface de la plaie soit nette.

Il suffit d'avoir indiqué ces différences considérables dans le traitement, pour comprendre que l'on est en droit d'affirmer que les résultats si heureux, obtenus depuis peu de temps, sont dus aux modifications dont je viens de parler.

Ce traitement nouveau n'a pas seulement le grand avantage d'être beaucoup plus puissamment curatif que celui que nous mettions en usage auparavant ; il est encore beaucoup plus facile, beaucoup plus simple, et permet de populariser une opération que les praticiens hésitaient à pratiquer à cause de l'impossibilité où ils se trouvaient de continuer un traitement compliqué, et qui obligeait à laisser pendant plusieurs jours, un aide intelligent auprès du malade.

Je n'ai rien modifié dans le manuel opératoire ; je l'ai conservé tel que M. Bretonneau l'a conçu, et aujourd'hui, après avoir pratiqué 169 trachéotomies, je n'ai pas trouvé à changer quelque chose à ce que je faisais dans les premières années de ma pratique. J'ai quelquefois voulu essayer les méthodes nouvelles conseillées par les chirurgiens les plus habiles, auxquels je reconnais beaucoup plus de compétence qu'à moi-même, je m'en suis toujours mal trouvé, et quelques-uns de ceux qui se recommandent par le plus dextérité chirurgicale, et qui blâmaient ma lente timidité, en sont arrivés aujourd'hui à retenir la témérité rapide de leur main, et à faire comme fait M. Bretonneau, comme je fais à son exemple, comme fait M. Guersant, c'est-à-dire d'une manière très peu brillante, mais fort sûre.

Comme, depuis un grand nombre d'années, je n'ai rien publié sur ce point de pratique, et que probablement le grand nombre de succès aujourd'hui obtenus dans notre hôpital d'enfans, à Paris, dans les départemens, va encourager beaucoup de praticiens à tenter une opération facile et très efficace ; je retracerai brièvement le manuel opératoire ; je le ferai avec des détails tels, que tout médecin, étranger comme moi à la chirurgie, pourra pratiquer aisément la trachéotomie, s'il veut aller lentement, très lentement, trop lentement.

L'appareil pour l'opération se compose d'une table, sur laquelle on place un petit matelas, ou tout simplement une couverture en plusieurs doubles ; un petit coussin bien serré et roulé qui doit être placé sous le col de l'enfant ; deux cuvettes avec plusieurs éponges ; du fil ciré et une aiguille à ligature.

Les instrumens sont : un bistouri droit ordinaire, un bistouri boutonné, deux érignes mousses que l'on peut aisément remplacer par deux morceaux de fil de fer recourbé, par des épingles de coiffures de femme, un dilatateur, une canule double, dont le diamètre variera suivant l'âge. La même canule peut servir de 1 à 3 ans, une, de calibre supérieur, de 3 à 6, une, plus grande encore, de 6 à 12.

Le pavillon de cette double canule doit être large et avoir un bord parfaitement mousse. Les modèles de ces instrumens se trouvent chez les principaux fabricans de Paris, qui y ont apporté de petits perfectionnemens.

Pendant le jour, il faut au moins trois aides ; la nuit, un aide de plus pour éclairer.

Je donne ici le modèle de ces divers instrumens, afin que nos confrères des départemens puissent les faire exécuter aisément par les couteliers des localités qu'ils habitent.

Les érignes sont faites suivant le modèle que voici (pl. 1) :

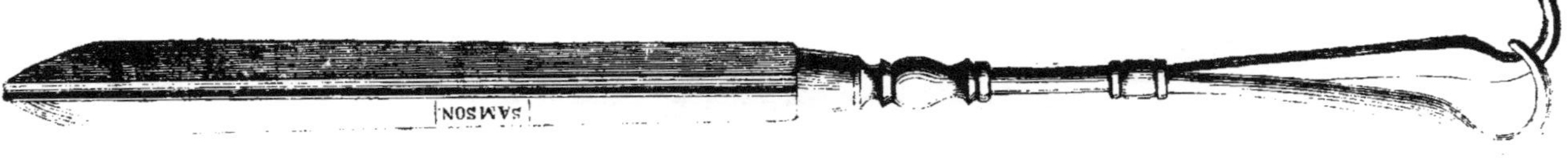

Planche 7.

la coulisse qu'on voit sur sa tige permet de réunir ou de séparer les deux crochets de l'instrument, de manière à avoir une érigne simple ou double, suivant qu'il est nécessaire d'embrasser plus ou moins de parties.

Le dilatateur (pl. 2), que l'on introduit en écartant les bran-

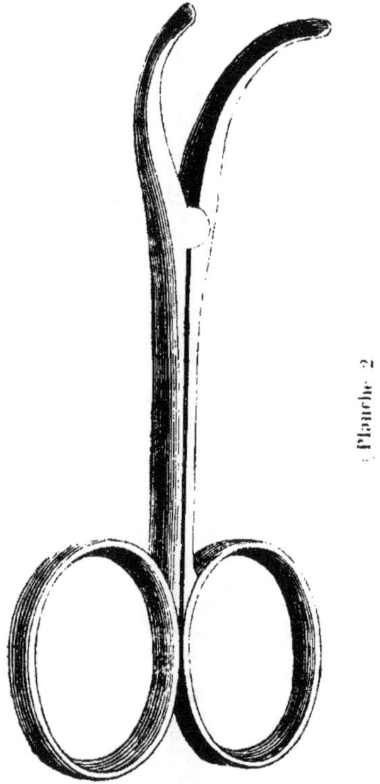

ches de manière à rapprocher les mors, et que l'on ouvre dans la plaie en rapprochant les manches autant que cela peut être nécessaire.

Enfin les canules (pl. 3). Ces canules, dans ces figures, sont vues presque de face, afin de présenter à l'œil leur orifice extérieur; il en résulte qu'on juge mal de leur courbure, qui ne diffère d'ailleurs en rien de la courbure des canules ordinaires.

La figure placée au milieu représente les deux canules réunies. On remarquera que la canule interne est plus longue que l'externe d'un ou deux millimètres, cette disposition était nécessaire pour que la canule externe ne fût jamais salie.

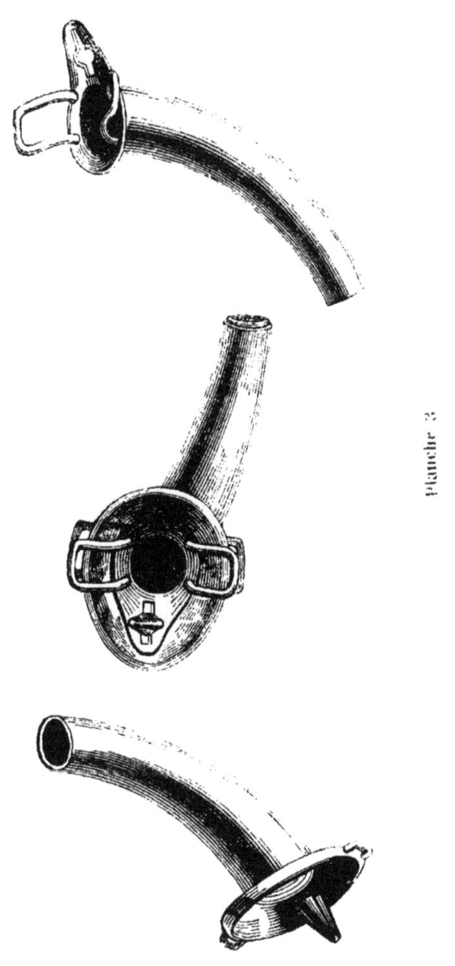

La canule interne, un peu plus mince que l'externe, a son pavillon pourvu de deux larges oreilles qui serviront à la saisur pour l'introduire ou pour la retirer ; de plus ces oreilles empêcheront la cravate que l'on met autour du col de l'enfant de s'appliquer sur l'ouverture de la canule et de la boucher.

On remarque encore sur ce pavillon une espèce de prolongement plat, percé d'une fenêtre en croix ; cette fenêtre reçoit la goupille mobile que l'on voit sur le pavillon de la canule externe, goupille que l'on tourne quand les deux canules sont introduites l'une dans l'autre et qui les fixe l'une à l'autre. Quand on veut enlever la canule interne on tourne cette espèce de petite clef et la séparation devient facile.

La canule externe, qui doit rester en place, est pourvue de deux petits anneaux où se passent les rubans destinés à la fixer au col.

L'enfant est couché sur le matelas ; le coussin est placé sous le col et les épaules, de telle sorte que la tête soit bien renversée en arrière, et que la trachée soit saillante. Si le coussin est seulement sous le col, le petit malade, au premier coup de bistouri, rapproche le menton du sternum, tend à glisser en bas, et la trachée s'enfonce et se raccourcit, si bien qu'il est quelquefois difficile de l'atteindre. Bien des fois, j'ai vu une opération extrêmement laborieuse se simplifier en un clin d'œil, seulement lorsqu'on plaçait le coussin sous les épaules en même temps que sous le col.

Avant de faire l'incision de la peau, je trace avec un bouchon de liége brûlé ou avec un peu d'encre, une ligne qui va du bas du cartilage thyroïde à l'échancrure supérieure du sternum. De cette manière, l'incision de la peau se fait droit, et la direction du bistouri n'en est que mieux assurée pendant le reste de l'opération. Cette petite précaution, que les chirurgiens regarderont comme superflue, est très utile aux médecins inhabiles comme moi, et je ne saurais dire combien de fois j'ai eu à me louer de l'avoir prise.

L'opérateur étant placé à la droite du malade, s'il se sert de la main droite, fait un pli à la peau, dont il confie l'un des côtés à l'aide qui est en face de lui, et il incise ce pli dans toute son épaisseur, en suivant la ligne préalablement tracée.

Il incise alors sur la ligne médiane et sépare les muscles accolés, soit avec la lame du bistouri, soit, ce qui est mieux, avec une sonde cannelée, en ayant soin de faire écarter avec l'érigne ceux du côté gauche, tandis que lui-même, avec une autre érigne, écarte ceux de la droite. Il rencontre alors une couche assez épaisse de tissu cellulaire, les plexus veineux thyroïdiens, et le pont qui unit entre eux les deux lobes du corps thyroïde. Jusqu'ici, l'opération n'a offert aucune difficulté, n'a demandé aucun ménagement : c'est maintenant que vont se présenter les circonstances qui réclament un peu plus d'attention. Les veines des plexus thyroïdiens marchent le plus souvent à peu près parallèlement à l'axe du corps ; avec quelque attention, on peut ne les pas couper, inciser légèrement le tissu cellulaire qui les unit, et les écarter avec les érignes. Quand elles croisent complètement la trachée, ce qui arrive quelquefois, on peut les lier des deux côtés avant d'inciser la partie qui ne peut être évitée, puis on coupe entre les deux ligatures. Je n'ai encore jamais lié de veines chez un enfant ; mais je comprends que le médecin, encore inexpérimenté, doive ne pas couper de grosses veines, car la véhémence de l'hémorrhagie pourra le troubler et le faire agir avec trop de précipitation. Si, pourtant, on a coupé une grosse veine, n'ayez aucune crainte, enfoncez un doigt dans l'angle *inférieur* de la plaie, et un dans l'angle *supérieur* ; épongez, attendez, et ordinairement, avant qu'une minute soit écoulée, l'écoulement du sang est déjà réduit à de très faibles proportions.

Si le pont du corps thyroïde se présente sous votre bistouri, n'hésitez jamais à le couper au milieu ; ordinairement vous avez un jet artériel gros comme un fil qui cesse après quelques secondes ; et, par cette section, vous avez singulièrement facilité l'opération.

Continuez alors l'incision sur la ligne médiane en introduisant souvent le doigt indicateur de votre main gauche pour bien vous assurer que vous êtes sur la trachée, et non sur le côté de ce conduit ; ne donnez pas un coup de bistouri qu'au préalable vous n'ayez épongé ; écartez toujours avec les érignes tout ce que vous avez incisé, et vous arriverez ainsi sur les cartilages de la trachée, que vous reconnaîtrez à leur couleur blanche, à leur dureté. Ne vous pressez point encore d'inciser le conduit aérien; mettez à nu trois ou quatre cerceaux, suspendez un instant l'opération, mettez à votre portée, et en quelque sorte sous votre main, le bistouri boutonné, le dilatateur, la canule. Cela bien préparé, épongez soigneusement le fond de la plaie et la trachée artère, et faites une toute petite ponction dans la trachée avec la pointe de votre bistouri. Dès que vous avez entendu le sifflement de l'air, mettez l'indicateur de la main gauche sur le pertuis que vous venez de faire, prenez votre bistouri boutonné, et l'enfonçant dans la trachée, coupez haut et bas, de manière à faire une ouverture d'un demi-pouce au moins. Ne soyez point ému de l'introduction d'un peu de sang dans la trachée et du bruit que font l'air, le mucus et les fausses membranes qui s'échappent par l'incision ; introduisez votre dilatateur, ouvrez la plaie de la trachée, prenez la canule de la main gauche, faites-la passer entre les deux branches ouvertes du dilatateur, et quand vous entendez l'air passer par la canule, retirez le dilatateur, faites asseoir l'enfant, liez en arrière les cordons de la canule et tout est terminé.

Le peu d'hémorrhagie qui pouvait exister encore s'arrête; une violente toux chasse au dehors le sang et les mucosités qui pouvaient se trouver dans les bronches, et bientôt la respiration s'établit avec calme.

Les chirurgiens trouveront bien puérils tous ces détails. Les médecins, ceux qui n'ont pas encore fait la trachéotomie, ceux aussi qui l'ont déjà faite, me remercieront peut-être de les avoir donnés.

Mais cette opération, si simple chez l'enfant, est très laborieuse chez l'adulte. Là il faut lier les vaisseaux que l'on coupe sous peine de voir quelquefois des hémorrhagies persister après la trachéotomie. Là il ne faut jamais ouvrir la trachée à moins que le sang ne soit arrêté. Sur 11 trachéotomies que j'ai faites chez l'adulte pour des affections chroniques du larynx, j'ai eu plusieurs fois à me repentir cruellement de n'avoir pas pris les plus minutieuses précautions. Je n'ai pourtant jamais lié de vaisseaux, mais deux fois j'ai eu de graves hémorrhagies qui se sont prolongées après la trachéotomie et que j'ai eu bien de la peine à arrêter. Si j'avais aujourd'hui à refaire cette opération dans des circonstances semblables, je n'hésiterais pas à lier tous les gros vaisseaux veineux qui me donneraient du sang, et je n'ouvrirais la trachée que lorsque je serais parfaitement rassuré du côté de l'hémorrhagie.

Je vais maintenant rapporter l'histoire des 18 trachéotomies que j'ai faites dans les vingt derniers mois qui viennent de s'écouler : c'est-à-dire depuis le 1er janvier 1850, jusqu'au 23 août 1851. Pour le plus grand nombre, je me contenterai d'une relation très sommaire ; pour trois ou quatre, je donnerai des détails que je crois indispensables.

Sur ces 18 cas, 10 se sont terminés par la mort, 8 par la guérison.

OBSERVATION I. — *Fille de 30 mois ; — angine diphthérique propagée aux voies aériennes ; — suffocation imminente ; — trachéotomie ; — mort.*

(Clientèle de M. le docteur Becquerel.)

Au mois de mars 1851, M. le docteur Becquerel me fit mander pour faire la trachéotomie chez une petite fille de 30 mois, appartenant à une débitante de tabac, demeurant rue du Havre, n° 7.

Il existait depuis deux jours une angine pharyngienne diphthérique qui avait à peine éveillé la sollicitude des parens, et M. Becquerel n'avait été mandé que lorsque déjà la raucité de la toux, la perte de la voix, la difficulté de respirer, ne laissaient plus de doute sur l'existence de fausses membranes dans le larynx. L'asphyxie fit de rapides progrès et M. Becquerel me fit mander pour faire la trachéotomie.

L'opération faite, il y eut un calme notable ; mais, peu d'heures plus tard, la respiration s'embarrassa de nouveau et l'enfant mourut le lendemain avec tous les symptômes de l'asphyxie.

OBSERVATION II. — *Pas d'angine pharygienne préalable ; — phlegmasie diphthérique du larynx et de la trachée ; — trachéotomie ; — expulsion de fausses membranes après l'opération ; — guérison.*

(Recueillie par M. Gondouin, interne de mon service en 1850.)

Bontemps (Marie), âgée de six ans et demi, orpheline. Cette enfant, d'une constitution assez délicate, a été placée par Mme de Gontaud chez une femme qui tient un pensionnat de jeunes filles.

Cette femme était occupée depuis quelque temps de la première communion de ses pensionnaires, et sa surveillance n'était pas très active, en sorte qu'elle ne peut guère préciser le début de l'affection. Ce n'est que dans la nuit du jeudi 30 mai qu'elle remarqua de la gêne dans la respiration de l'enfant avec une toux insolite, qui, dès le lendemain, avait déjà pris un caractère de raucité alarmant. En même temps, il était survenu de la chaleur à la peau, de la soif, de la fièvre.

Le vendredi 31 mai, la malade resta couchée avec une gêne croissante de la respiration; aucune application de sangsues ne fut pratiquée; boisson gommeuse pour tout aliment. Dans la nuit, la voix s'était tout à fait éteinte, et la malade entrait à l'hôpital le 1er juin, à neuf heures du matin, amenée par sa maîtresse très alarmée, et affirmant qu'aucun autre enfant n'était atteint du croup dans son établissement.

M. Trousseau, à la lividité de la peau, au refroidissement assez prononcé des extrémités, à l'oppression très grande, à l'extinction complète de la voix et de la toux, reconnut non seulement un croup, mais encore l'indication précise d'opérer immédiatement. Cependant, aucune fausse membrane n'avait été rendue par la malade, aucune trace ne s'en montrait ni dans les fosses nasales, ni sur le voile du palais, ni sur les amygdales, ni dans l'arrière-gorge. Aussi, un certain doute s'éleva-t-il dans l'esprit des spectateurs sur la véracité du diagnostic et sur l'opportunité immédiate de l'opération.

M. Trousseau, du reste, ne se dissimule pas que l'asphyxie n'est point imminente, et que l'on ne puisse attendre encore quelques heures. Cependant, redoutant les lenteurs qui pourront suivre l'appel du chirurgien de l'hôpital pendant la journée, il prend la résolution d'opérer.

La trachéotomie est pratiquée par M. Trousseau assez lentement, comme il le recommande, et ne présente rien de particulier, si ce n'est la difficulté que l'opérateur éprouve à introduire la canule, n'ayant à sa disposition qu'un dilatateur fort incommode.

Bien-être immédiat de l'enfant, après l'introduction de la double canule, qui est fixée et garnie de son voile de gaze.

La face a repris sa fraîcheur; l'enfant n'a, du reste, perdu que fort peu de sang. Aucune fausse membrane n'a été rendue dans les efforts de suffocation déterminée par l'introduction de quelques gouttes de sang dans la trachée au moment de son incision.

Trois tasses de lait seront données dans la journée. M. Trousseau recommande de cautériser le soir la surface de la plaie avec le crayon de nitrate d'argent, et de réunir, à l'aide de bandelettes de taffetas gommé, l'extrémité inférieure de l'incision.

Le soir, la respiration est assez facile ; quelques gros râles dans la poitrine ; fièvre intense.

2 juin. On retire les deux canules pour cautériser jusque dans ses profondeurs la plaie, qui offre une teinte grisâtre, et s'est recouverte de fausses membranes pendant la nuit, qui, du reste, a été bonne. Cette nuit aussi, dans un effort de toux, la malade a rendu par la canule *une fausse membrane, blanchâtre, épaisse, consistante* ; le diagnostic est donc sûrement confirmé. — Ce matin, une *nouvelle fausse membrane apparaît flottante dans la trachée* ; on la retire avec des pinces. Elle est adhérente du côté du larynx, auquel elle paraît suspendue. — Trois tasses de lait dans la journée. 120 pulsations le soir. La respiration est bonne, à cela près des râles sonores qui s'entendent toujours des deux côtés dans la poitrine.

3 juin. On cautérise encore la plaie ; trois tasses de lait de vache naturel ; 110 à 120 pulsations.

4 juin. Toujours la cautérisation de la plaie avec le crayon de nitrate d'argent. *Une fausse membrane a encore été rendue* cette nuit par la canule. — Ce matin, la fièvre est bien tombée, et le pouls n'est plus qu'à 90. Trois tasses de lait, deux petits potages gras. Deux garderobes.

5 juin. La malade qui, jusqu'à présent, a conservé sa gaîté, se lève aujourd'hui, court par la chambre où on l'a isolée. Outre ses potages et son lait, l'enfant mange un œuf frais.

6 juin. M. Trousseau retire la double canule, cautérise vigoureusement la plaie avec le crayon ; et, après s'être assuré qu'en rapprochant au contact les bords de l'incision dans toute son étendue, la malade respire facilement par son larynx, il abandonne définitivement la canule, et la solution de continuité est réunie au moyen de six bandelettes de taffetas gommé. Il passe encore de l'air par la plaie ; la malade a cependant un peu de voix après le pansement.

7 juin. La malade va très bien ; elle va travailler à la cuisine avec la sœur qui lui porte beaucoup d'affection. Elle mange du chocolat, de la viande, prend du vin. De l'air passe toujours par la plaie. M. Trousseau fait remarquer aux élèves qui suivent la clinique, avec quelle rapidité la

trachée s'est cicatrisée, car il reste à peine un petit pertuis du calibre d'une tête d'épingle.

8 juin. Dans la nuit, la malade est prise d'épistaxis, et perd de deux à trois palettes de sang. La religieuse conçoit des craintes, mais l'état du pouls est rassurant : 70 pulsations comme depuis quatre jours. On restreint un peu le régime.

9 juin. La malade est on ne peut mieux ; ce matin, pas de fièvre ; en sorte qu'on la lève, qu'elle mange et joue comme d'habitude. La plaie est complètement fermée, et la voix tout à fait revenue. L'enfant assiste à la procession de la Fête-Dieu qui se célèbre dans l'hôpital.

10 et 11 juin. La guérison de la plaie est complète.

12 juin. La malade sort.

Il y a une quinzaine jours (30 juin 1850) que la religieuse a reçu des nouvelles de l'enfant : la santé est parfaite. Il ne reste au cou qu'une cicatrice linéaire sans difformité. En 1851, elle est rentrée dans le service chirurgical de M. Guersant, pour une maladie du pied.

Observation III. — *Deux attaques antérieures de pseudo-croup (laryngite aiguë striduleuse); — angine pelliculaire se propageant aux voies aériennes; — imminence de suffocation; — trachéotomie; — guérison; — persistance de l'inflammation diphthérique dans le nez, retour de l'angine pelliculaire pharyngienne; — traitement local; — guérison.*

(Rédigé par M. le docteur Vosseur, médecin de la famille.)

La petite Do'bassary, née en mars 1845, constitution maigre, peu robuste ; toujours bonne santé ; grande disposition à des coryzas légers et passagers.

Le 21 février 1847, à l'âge de 23 mois, à la suite d'un coryza qui dure depuis trois jours, elle est prise brusquement de symptômes du croup : beaucoup d'oppression, menaces de suffocation ; inspiration très rauque représentant par accès et pendant un quart de minute la succession de sanglots, de hoquets, ou plutôt le cri saccadé d'un jeune coq qui s'essaie à chanter ; sifflement laryngé rauque. Pendant l'expiration, toux croupale très prononcée. Pendant l'accès, on n'entend nullement le murmure respiratoire ; ce murmure respiratoire s'entend très bien dès le moment que l'accès est passé. Pas d'aphonie ; la voix claire, nette et nullement enrouée. Pas la moindre apparence de fausses membranes dans l'arrière-bouche.

Une potion émétisée suivie de vomissemens, quelques doses de calomel, et cette attaque de pseudo-croup se dissipe en moins de vingt-quatre heures.

En mai 1849, nouvelle attaque de pseudo-croup qui se dissipe en douze heures.

Le 10 juin 1850, à la suite d'un coryza qui dure depuis trois ou quatre jours, toux d'abord catarrhale qui dans la nuit prend le caractère croupal. Le 11 juin, toux croupale, sifflement laryngé prononcé; menaces momentanées et passagères de suffocation. Le soir, sur les amygdales, exsudations membraneuses qui n'existaient pas le matin; pas d'aphonie. Potion émétisée, vomissemens; toutes les deux heures, alternativement, 1 décigramme de calomel, puis 1 décigramme d'alun dans du miel. Le 13 juin, les pseudo-membranes des amygdales dissipées, la toux croupale remplacée par une toux grasse, catarrhale; plus de sifflement laryngé. Le 16, je cesse de voir l'enfant.

Dans la nuit du 17 au 18 juin, elle est reprise de toux croupale, rauque, de sifflement laryngé et d'oppression. On reprend le traitement des jours précédens. Le 18 juin, elle était assez bien; mais dans la nuit du 18 au 19 les symptômes s'exaspèrent, et vers la fin de la nuit, le 19 juin, elle est prise des symptômes les plus alarmans de suffocation qui durent pendant six heures malgré un traitement actif, et qui durent encore à dix heures du matin, au moment où M. Trousseau voit l'enfant pour la première fois. Ainsi toux rauque, croupale, presque éteinte; sifflement laryngé rauque très prononcé, murmure respiratoire ne pouvant être perçu à l'auscultation. Depuis quatre heures du matin, la respiration est te lement gênée, l'hématose te lement incomplète, que les lèvres, les mains et les pieds commencent à prendre une teinte bleuâtre, que tout le corps est recouvert d'une sueur froide et visqueuse; refroidissement des pieds et des mains; jactitation continuelle. L'arrière-gorge est de nouveau le siége de pseudo-membranes. Menace immédiate d'asphyxie, et cependant toujours pas d'aphonie; voix nette, claire et sonore.

Immédiatement, potion avec 1 gramme de sulfate de cuivre, prise par quart de vingt en vingt minutes; vomissemens abondans qui améliorent l'état de l'enfant. Le commencement de cyanose se dissipe, la sueur froide et visqueuse cesse et est remplacée par une bonne chaleur. Moins d'oppression.

A trois heures de l'après-midi, le 19 juin, la petite est donc un peu mieux. Cependant M. Trousseau, craignant qu'un retour de nouvelle suffocation ne laisse pas le temps de pratiquer la trachéotomie, se décide à pratiquer immédiatement cette opération.

Il n'y eut rien de particulier dans le traitement, et le 2 juillet, treizième jour après l'opération, la canule est enlevée. Il restait du coryza et des signes indiquant la persistance de l'inflammation diphthérique dans le nez.

Le 9 juillet l'enfant allait très bien. Dans la journée elle a un peu de fièvre, de la difficulté à avaler. En examinant la gorge, on trouve de nouveau des fausses membranes sur toute la surface libre des amygdales et sur la luette. Ces fausses membranes sont attaquées trois fois par jour avec un pinceau trempé dans l'acide chlorhydrique, et par l'alun donné toutes les deux heures à la dose de 1 décigramme dans du miel. Ces pseudo-membranes durent jusqu'au 15 juillet sans que le larynx y ait participé; cette fois il n'y a eu ni toux rauque croupale, ni sifflement laryngé, ni gène de la respiration, ni aphonie. L'enfant a continué à boire et à manger.

Le 13 juillet, la plaie du col est entièrement cicatrisée.

OBSERVATION IV. — *Petite fille de 3 ans 1/2; — inflammation diphthérique du pharynx, se propageant aux voies aériennes; — imminence de suffocation; — trachéotomie; — éjection de fausses membranes; — guérison.*

(Clientèle de M. le docteur A. Jacquart.)

Au mois d'août 1850, mon ami et compatriote M. le docteur A. Jacquart, me fit mander en toute hâte, pour pratiquer la trachéotomie chez une petite fille de de 3 ans 1/2 appartenant à M. Saillart, qui dirigeait un pensionnat de jeunes garçons, 22, Place du Louvre. M. Jacquart venait d'être mandé. Le mal de gorge existait depuis plusieurs jours, la toux était devenue rauque depuis deux jours, la voix s'était éteinte, et une suffocation s'était déclarée pendant la nuit et avait épouvanté la famille, jusque-là singulièrement rassurée.

On voyait de fausses membranes sur les amygdales; les ganglions lymphatiques de l'angle des mâchoires étaient tuméfiés. La suffocation était imminente.

L'opération fut faite sans difficulté, il *sortit des fausses membranes au moment où la trachée fut ouverte*, et l'enfant se trouva très bien.

36 heures après l'opération, il survint une grande gène de la respiration; M. Jacquart enleva la double canule, écouvillonna vigoureusement, *retira une fausse membrane épaisse*, cautérisa légèrement la trachée avec la solution de nitrate d'argent, et tout rentra dans l'ordre.

Il n'y eut plus rien de particulier les jours suivans; mais le larynx resta longtemps embarrassé et nous ne pûmes retirer la canule et fermer la plaie que le 15me jour.

La santé se rétablit rapidement, et aujourd'hui l'enfant est dans les meilleures conditions.

OBSERVATION V. — *Garçon de 20 mois; — pas d'angine diphthérique préalable; — dentition; — croup; — trachéotomie; — expulsion de fausses membranes après l'opération; — convulsions; — mort.*

(Clientèle de M. le docteur Boireau, à Mantes.)

Le dimanche 29 septembre 1850, M. le docteur Boireau, médecin à Mantes, me fit mander auprès de l'enfant de M. Castor, entrepreneur de travaux publics.

Il s'agissait d'un jeune garçon de 20 mois, qui était tourmenté par la dentition. Il était d'ailleurs fort bien portant. Le 24 septembre, il eut un peu d'enrouement, sans fièvre. Le vendredi 27, la toux devient rauque. Le samedi 28, la raucité de la toux augmente, il survient de l'oppression. Il n'y a pas de fausses membranes sur les amygdales, on donne un vomitif.

Le dimanche 29, je suis appelé à Mantes. L'oppression est très forte, la toux est alternativement rauque et éteinte; la respiration est sifflante et difficile.

Les amygdales sont rouges, sans trace de fausses membranes.

Je n'osais affirmer qu'il y eût des concrétions dipthériques dans le larynx; et la mort n'étant pas imminente je ne crus pas devoir faire la trachéotomie, nous convînmes avec M. le docteur Boireau de faire prendre alternativement de deux heures en deux heures, une demi-cuillerée à café de deux mixtures ainsi formulées :

<pre>
R. Calomel. . . . . . .   1 gramme.
   Miel. . . . .   40 grammes.

R. Alun. . . . .   10 grammes.
   Miel. . . . .   40 grammes.
</pre>

Le lendemain matin, on vint me chercher en toute hâte. J'arrivai à Mantes à 10 heures et je trouvai l'enfant dans un état de suffocation imminente. Il n'y avait plus à balancer : je fis l'opération. Dès que la trachée artère fut incisée, il *sortit quelques fausses membranes* bien organisées.

Tout alla parfaitement bien pendant vingt-cinq heures ; tout à coup il

survint des convulsions, qui se renouvelèrent sans cesse jusqu'à la mort de l'enfant, qui eut lieu à minuit, trente-sept heures après l'opération, sans que d'ailleurs il fût survenu d'accidens du côté des bronches ou du poumon.

Le lecteur a pu remarquer chez l'enfant qui fait le sujet de cette dernière observation, combien nous avions lieu d'espérer un heureux succès quand des convulsions sont venues apporter une aggravation nouvelle et terminer la vie. L'observation suivante éveillera les mêmes idées. Il s'agit encore d'un enfant très jeune, 25 mois. Il est rare que des convulsions surviennent après la trachéotomie, chez des enfans âgés de plus de 3 ans; mais, avant cet âge, elles sont malheureusement bien communes, et jusqu'ici je n'ai vu survivre qu'un seul malade, quelque favorables que semb'assent être les résultats de la trachéotomie au moment où l'éclampsie a débuté.

OBSERVATION VI. — *Garçon de 25 mois; — diphthérite pharyngotrachéale et nasale; — asphyxie imminente; — trachéotomie; — cinq heures après l'opération, convulsions; — mort.*

Le 29 novembre 1850, MM. les docteurs Gouraud et Noël me firent mander pour faire la trachéotomie chez l'enfant de M. Trouilloud, économe du collége Stanislas, demeurant rue Notre-Dame-des Champs, n° 30.

Il y a huit jours, cet enfant, âgé de 25 mois, fut pris d'un coryza, et, cinq jours plus tard, d'une inflammation couenneuse des amygdales. Le sixième jour, le larynx fut envahi, et, dans la journée du 28, M. le docteur Paul Guersant fut appelé; et comme les narines, le pharynx et probablement le larynx, étaient envahis par des fausses membranes, il ne crut pas devoir pratiquer la trachéotomie.

Le lendemain matin 29, l'enfant étant en quelque sorte à l'agonie, je fus mandé; et quelque répugnance que j'éprouvasse à faire une opération dans un cas que je considérais, ainsi que M. Guersant, comme désespéré, je m'y déterminai, sur les instances réitérées du père. Au moment où la trachée fut ouverte, il s'échappa une fausse membrane tubulée et double, c'est-à-dire formée de deux membranes superposées.

Il y eut quelque calme après l'opération; mais, quelques heures après, il survint des convulsions qui durèrent jusqu'à la mort, laquelle eut lieu cinq heures après la trachéotomie

Je dois compte au lecteur des motifs de la répugnance que montra M. Guersant et que je montrai moi-même.

Lorsque l'inflammation diphthérique a envahi fortement les fosses nasales, que la voie de l'air est interrompue par le nez, qu'il s'écoule des narines un ichor ténu et infect, presque jamais les enfans ne guérissent, lors même que le mal reste borné à la membrane pituitaire ; à plus forte raison, lorsqu'il s'étend en même temps au pharynx et au larynx.

Les enfans meurent, dans ce cas, avec des symptômes de profonde adynamie, comme s'ils étaient empoisonnés par un virus septique.

Ce n'est pas qu'on doive toujours porter un pronostic aussi fâcheux, quand l'inflammation diphthérique n'a atteint que superficiellement la membrane muqueuse du nez ; dans ce cas, et les observations suivantes en fourniront quelques exemples, la guérison peut être assez facilement obtenue par des injections cathérétiques dans les fosses nasales, et les accidens inhérens à la trachéotomie n'en sont pas aggravés.

Ici finit la relation des 6 trachéotomies que j'ai faites en 1850, dans la période extrême du croup ; j'ai obtenu trois guérisons dans cette série.

Maintenant, je raconterai brièvement l'histoire des opérations que j'ai faites depuis le 1er janvier 1851 jusqu'à ce jour 23 août.

OBSERVATION VII. — *Garçon de 5 ans ; — diphthérie pharyngo-trachéale ; — imminence de suffocation ; — trachéotomie ; — mort quarante heures après l'opération.*

Le 3 janvier 1851, je fus mandé par M. le docteur Lamouroux, rue de Bellechasse, n° 15, pour opérer un garçon de 5 ans, vigoureux et dans les meilleures conditions d'ailleurs, qui était sur le point de mourir suffoqué.

Depuis trois jours, on avait constaté l'existence d'une toux croupale ; le lendemain, la respiration s'était embarrassée ; et le 3 janvier, nonobstant les émissions sanguines, les vomitifs, les révulsifs, la suffocation faisait de tels progrès, que la trachéotomie parut être la seule ressource. On voyait sur les amygdales des concrétions d'un blanc-jaunâtre.

Après l'opération, tout sembla aller mieux ; mais, vingt-quatre heures plus tard, la respiration s'embarrassa de nouveau, et une lente asphyxie termina la vie quarante heures après l'opération.

OBSERVATION VIII. — *Fille de 3 ans 1/2; — diphthérie pharyngotrachéale; — imminence d'asphyxie; — trachéotomie; — mort trente-six heures après l'opération.*

Le 7 janvier 1851, MM. les docteurs Henry de Saint-Arnould et Deschamps me mandèrent pour faire la trachéotomie chez une petite fille de 3 ans 1/2, appartenant à M. Ledoux, négociant, 74, rue Saint-Denis.

Cette enfant avait, depuis plusieurs jours, mal à la gorge, un peu de fièvre et une toux suspecte. M. le docteur Deschamps, médecin ordinaire de la famille, avait été mandé alors que les accidens étaient déjà insurmontables, et il m'appelait lorsque la mort lui semblait imminente.

Au moment où je fis l'opération, il s'échappa de la plaie quelques fragmens de fausses membranes, et il y eut ensuite un notable soulagement; mais douze heures ne s'étaient pas écoulées, que la gêne de la respiration revenait, et l'enfant succombait trente-six heures après l'opération, après une longue et cruelle agonie.

Le lecteur a pu remarquer les singulières chances qui s'offrent à moi. En 1850, je débute par un insuccès (obs. I), puis je guéris trois enfans de suite (obs. II, III, IV); puis, par une triste compensation, j'en perds quatre de suite (obs. V, VI, VII, VIII).

Que ceci soit un enseignement pour mes jeunes confrères, qu'ils ne se glorifient pas trop vite, mais qu'ils ne se découragent pas trop. Ils pourront avoir plusieurs succès qui leur inspireront un légitime désir de voir s'accroître la série de ces heureuses cartes; mais si la veine tourne, et elle tournera, qu'ils se gardent d'un découragement trop grand, qu'ils persistent, la fortune leur sourira de nouveau.

Je reprends :

Le 1er février 1851 marquera dans ma vie médicale. Ce même jour, j'étais mandé pour faire trois trachéotomies. L'une, à cinq heures du matin, rue du Faubourg-Saint-Antoine; les deux autres à deux heures de l'après-midi, dans le quartier des Bourdonnais.

Je pouvais faire la première et la seconde; pour la troisième, j'arrivai trop tard : l'enfant était mort depuis dix minutes.

OBSERVATION IX. — *Diphthérie pharyngo-trachéale ; — imminence d'asphyxie ; — trachéotomie ; — guérison.*

Le 31 janvier 1851, M. le docteur Charpentier me fit l'honneur de m'appeler en consultation chez M. Derome, négociant, rue du Faubourg-Saint-Antoine, au coin de la rue de Charonne. Il s'agissait d'une petite fille de 5 ans, habituellement bien portante, quoique sujette à s'enrhumer.

Cette enfant, depuis quatre jours, était atteinte d'une angine couenneuse, dont M. le docteur Charpentier avait fort bien apprécié le danger. Il avait cautérisé le pharynx avec une solution de nitrate d'argent, et administré du calomel. Mais 'e larynx était envahi depuis le 30 ; la toux était rauque, la respiration sifflante, quand je vis la malade. Je proposai d'insister sur les cautérisations, de donner une mixture avec 1 gramme de calomel, et 40 grammes de miel, et une autre mixture avec 10 grammes d'alun, pour 50 grammes de miel. Ces mixtures devaient être prises par demi-cuillerées à café, alternativement d'heure en heure.

Pendant la nuit, l'asphyxie fit des progrès, et M. le docteur Charpentier me fit quérir à cinq heures du matin, le 1er février.

L'opération faite, il sortit par la plaie une fausse membrane assez épaisse ; et dès que la canule fut p'acée, et que la cravate fut mise autour du col, l'enfant devint calme et s'endormit.

Nous fîmes donner du lait coupé dans la journée ; et, dès le troisième jour, quand la fièvre traumatique fut diminuée, nous permîmes des potages. La plaie avait été cautérisée trois fois en 48 heures.

Le sixième jour de l'opération, la canule fut enlevée. On ferma complètement la plaie avec du taffetas d'Angleterre, et nous vîmes que l'air traversait assez librement le larynx. Deux fois par jour ce pansement fut renouvelé, et, cinq jours plus tard, la plaie de la trachée était entièrement oblitérée.

Aujourd'hui, l'enfant jouit d'une excellente santé.

OBSERVATION X. — *Garçon de 4 ans ; — angine couenneuse ; — mort imminente ; — trachéotomie ; — mort quarante heures après l'opération.*

Le même jour 1er février 1851, M. le docteur Durnerin me mandait rue de la Limace, n° 3, chez un pauvre journalier inscrit au bureau de charité, dont l'enfant, âgé de 4 ans, était littéralement expirant. Il était depuis plusieurs jours atteint de mal de gorge ; le larynx s'était pris depuis la veille ; M. Durnerin n'avait été appelé chez ces pauvres gens que pour être témoin de l'agonie de l'enfant.

Je fis l'opération, non sans perdre beaucoup de sang. La trachée ouverte, je m'aperçus qu'elle était remplie de fausses membranes qui restaient adhérentes, de sorte que l'oppression continuait, bien que la trachée fût largement béante. Je plaçai la canule ; mais, l'orthopnée continuant, les vaisseaux qui avaient été coupés coulaient en bavant, et quand l'enfant faisait un violent effort de toux, les veines donnaient une grande quantité de sang.

C'est la seule fois de ma vie que, après une trachéotomie faite pour un cas de croup, j'aie vu continuer l'hémorrhagie. Il fallut tamponner avec de l'agaric et tout s'arrêta. Mais l'oppression continua, et l'enfant mourut quarante heures après l'opération.

J'étais resté auprès de cet enfant plus longtemps que d'habitude, précisément à cause de l'hémorrhagie dont je viens de parler.

Sans prendre le temps de laver mes instrumens, je courus à quelques pas de la, rue de la Monnaie, nº 26, chez un M. Serbonne, où j'avais été mandé pour faire la trachéotomie. Quand j'arrivai, l'enfant était mort depuis dix minutes.

OBSERVATION XI. — *Garçon de 4 ans ; — angine dipthérique pharyngienne ; — s'étendant au larynx ; — phénomènes d'asphyxie ; — trachéotomie ; — guérison.*

Le fils de M. Hamard, négociant en soieries, rue Vivienne, nº 16, fut atteint d'accidens fort graves du côté du larynx le jeudi 10 avril 1851. Cet enfant (Fernand Hamard, âgé de près de quatre ans), sans que sa santé semblât le moins du monde altérée, avait eu pendant les trois jours qui précédèrent l'attaque de croup, une fétidité extraordinaire de l'haleine qui frappa plusieurs personnes de la famille.

Le mercredi 9, l'enfant toussa beaucoup, et la mère qui d'ailleurs ne trouva à sa toux aucun caractère extraordinaire, lui donna un vomitif, sans ordonnance de médecin. — Le jeudi matin, l'enfant déjeûna et joua comme à l'ordinaire. Mais, vers quatre heures du soir, la toux prit un caractère tellement singulier, que M. Hamard fit appeler son médecin, M. le docteur Pâris.

M. Pâris reconnut le croup. Il vit des fausses membranes épaisses et d'un blanc de lait qui recouvraient les deux amygdales. La voix et la toux étaient éteintes, la respiration sifflante.

M. Pâris prescrivit un vomitif; toucha plusieurs fois dans la soirée les amygdales avec l'acide chlorhydrique ; fit prendre, pendant le nuit, du calomel à doses fractionnées : 6 sangsues au col.

Le lendemain matin 11 (vendredi), les accidens s'étaient beaucoup aggravés. M. Pâris réunit en consultation M. le docteur Cissey et moi, à onze heures et demie du matin.

La toux était stridente, la voix éteinte, l'oppression fort grande. Les fausses membranes occupaient encore les amygdales. Nous ne changeâmes rien au traitement, et nous nous ajournâmes à quatre heures du soir.

Le mal avait fait alors d'horribles progrès ; le sternum, à chaque mouvement inspirateur, était profondément déprimé ; le visage était pâle, les lèvres devenaient livides. Il fut résolu que la trachéotomie serait faite à six heures, toute autre médication nous paraissant superflue, et la mort nous semblant devoir arriver dans la soirée.

Je fis donc l'opération à six heures, avec l'assistance de mes confrères MM. Pâris, Boys de Loury, Mialhe. Il n'y eut rien de spécial, pas d'hémorrhagie. Au moment où la trachée fut ouverte il s'échappa un lambeau fort large de fausse membrane et beaucoup de mucus puriforme.

La canule double fut introduite, le col fut entouré d'une cravate, il ne survint aucun accident. Le samedi et le dimanche je cautérisai profondément la plaie qui s'était recouverte de fausses membranes.

Il y eut peu de fièvre.

On cessa tout traitement, une heure après l'opération l'enfant prit du lait, et on augmenta l'alimentation à mesure que l'appétit se prononça.

La canule interne fut changée à peu près toutes les trois heures.

Le mercredi 16 avril, cinq jours pleins (120 heures) après l'opération, je retirai la canule et je fermai complètement la plaie du col avec des bandelettes de taffetas d'Angleterre. La respiration laryngée s'établit aisément après quelques efforts de toux, et l'enfant se remit à jouer sur son lit.

La plaie trachéale fut entièrement fermée le 20, neuf jours après l'opération. L'enfant s'était levé le septième jour. Le huitième jour (Vendredi-Saint), il avait pu sortir et aller, en voiture, à la promenade de Longchamps.

Dans les deux mois qui suivirent, il fut pris, à deux fois, de laryngite aiguë, avec toux croupale et sifflement. Ces accidens cédèrent à du repos et à un purgatif.

Aujourd'hui l'enfant jouit de la meilleure santé.

OBSERVATION XII. — *Fille de 4 ans; — angine pharyngienne diphthérique; — propagation au larynx; — asphyxie imminente; — convalescence; — pneumonie aiguë; — mort quinze jours après l'opération.*

Le 7 mai 1851, je fus mandé par M. le docteur Gilette, médecin des hôpitaux de Paris, pour pratiquer la trachéotomie chez la nièce de M. Ravaut, propriétaire des magasins du Grand-Condé, rue de Seine, 87.

Le 1er du mois, M. le docteur Gilette fut appelé pour voir Henriette Berthon, âgée de 4 ans, jusqu'ici très vigoureuse et très bien portante, qui, depuis la veille, avait un peu de fièvre et de mal de gorge. M. Gilette examina la gorge avec le plus grand soin et n'y vit rien que de la rougeur et un peu de gonflement. Le vendredi 2 mai, troisième jour de la maladie, M. le docteur Gilette aperçut sur les amygdales des fausses membranes assez épaisses et d'un blanc jaunâtre; la voix commençait à être un peu altérée et la toux était enrouée. Une cautérisation fut immédiatement faite et l'on donna un vomitif. Cependant le sifflement de la respiration, la dyspnée, l'extinction de voix, en un mot les signes les plus évidens du croup se manifestèrent dès le samedi 3 mai, et ce jour là l'enfant rendit, par la toux, une fausse membrane longue et épaisse. La cautérisation, les vomitifs furent continués avec vigueur. L'enfant, presque chaque jour, rendit des fausses membranes tantôt tubulées comme un morceau de macaroni, tantôt roulées sur elles-mêmes, tantôt en fragmens irréguliers, sans que jamais on en vît qui par leur volume laissassent penser qu'elles vinssent des bronches. Il y avait des alternatives d'orthopnée et de facilité de respiration, suivant que les concrétions fibrineuses se reformaient ou étaient expulsées. Le mardi soir, 6 mai, après une journée assez orageuse pendant laquelle des fausses membranes avaient été rendues, le médecin était en droit d'espérer la guérison; mais pendant la nuit l'orthopnée reparut et fit de tels progrès, que M. Gilette crut indispensable de recourir à la trachéotomie, et il me fit mander le 7 à cinq heures du matin. Nous nous adjoignîmes M. le docteur Lasègue, et l'opération fut faite à six heures et demie du matin.

Pendant la demi-heure que nous avions passée à faire les préparatifs nécessaires, l'asphyxie avait fait des progrès effrayans; la toux, la voix étaient éteintes, la respiration sifflante et métallique.

L'opération se fit aisément, sans accidens, sans hémorrhagie.

La canule double fut placée et le pansement fut fait comme à l'ordinaire.

Quatre heures plus tard, je retrouve l'enfant en très bon état, avec un peu de fièvre.

A dix heures du soir, quatorze heures après l'opération, la respiration est paisible, l'expectoration mucoso-puriforme, la fièvre modérée (120), la peau moite. L'enfant, durant toute la journée, a souvent et longtemps dormi.

Le 9 à dix heures, cinquante-deux heures après l'opération, l'enfant est très bien, la respiration très facile, l'expectoration mucoso-puriforme et abondante ; la plaie a été vigoureusement cautérisée hier, elle le sera de nouveau ce soir.

Le 10, à neuf heures du soir ; hier soir la plaie a été de nouveau cautérisée, quoiqu'elle eût un excellent aspect. Il y a eu depuis hier beaucoup de toux et une expectoration mucoso-puriforme.

En explorant ce soir la poitrine, je trouve une respiration parfaitement vésiculaire, et quelques râles sibilans et ronflans très rares. Il y a toujours de la fièvre et peu d'appétit.

Le 12 mai, sixième jour, à dix heures du matin, j'enlève la canule et je ferme complètement la plaie avec du taffetas d'Angleterre. La respiration s'exécute facilement par le larynx, la voix est faible et enrouée.

A neuf heures du soir, je revois l'enfant ; elle a bien passé la journée ; j'enlève l'appareil, la plaie est belle, déjà beaucoup rétrécie ; je referme de nouveau la plaie avec le taffetas d'Angleterre.

Le 13 mai, septième jour, il y a toujours un peu de fièvre, la voix est toujours enrouée, la toux presque éteinte, la respiration un peu sifflante. L'examen de la gorge permet de constater que les fausses membranes du pharynx ont entièrement disparu. L'enfant avale facilement les potages ; mais lorsqu'elle boit de l'eau, une partie des boissons entre dans le larynx et provoque une toux violente. La plaie est singulièrement rétrécie.

Le 14 mai, le matin, l'enfant va bien ; mais à une heure et demie de l'après-midi, elle est prise d'un frisson épouvantable avec un refroidissement tel et une si profonde anxiété, que M. Gilette crut dès l'abord à une attaque de choléra ; c'était le début d'une pneumonie double.

Rien n'arrêta la marche de cette terrible maladie ; la plaie du col se rouvrit immédiatement, la difficulté de la déglutition ne cessa pas, et la pauvre enfant mourut six jours plus tard, quinze jours après l'opération.

Je ne veux point ici parler de la pneumonie qui vint enlever cette pauvre petite fille au moment où nous la considérions comme guérie, au moment où, pleins de confiance, nous déclarions aux parens qu'elle était hors de danger ; mais je veux appeler l'attention sur la difficulté de la déglutition, difficulté qui se présente fort souvent et qui embarrasse singulièrement les médecins.

On peut établir sans crainte d'être démenti que la moitié au moins des enfans dont la vie se prolonge après la trachéotomie, est atteinte de cette singu'ière dysphagie.

Lorsque l'on vient de faire l'opération, les enfans boivent et mangent avec une extrême facilité. Cette facilité persiste ordinairement pendant quatre ou cinq jours, puis on s'aperçoit qu'ils avalent un peu de travers. Chaque fois qu'ils boivent, il survient une toux convulsive et l'on voit jaillir par la canule quelques gouttes de boisson. Ordinairement cet accident persiste pendant cinq, dix et même quinze jours, surtout quand les enfans boivent vite. Il persiste lors même que l'on enlève la canule et qu'on ferme exactement la plaie du col. Le plus ordinairement la quantité de liquide qui passe ainsi par le larynx est peu considérable et ne cause qu'une légère incommodité ; mais quelquefois, comme nous en avons précisément un exemple chez la pauvre petite fille dont je viens de raconter l'histoire, la presque totalité des boissons entre dans la trachée et dans les bronches causant des accidens inflammatoires graves, et les enfans se refusent alors à boire quoi que ce soit.

J'ai pour règle à peu près invariable, quand cet accident arrive, de priver les enfans de boisson, de leur donner des potages consistans et notamment du vermicelle, du macaroni cuit au lait ou au bouillon, mais en ôtant le lait et le bouillon ; du poisson, de la viande peu cuits, en morceaux assez gros, et j'évite ainsi les accidens. Ils avalent ainsi les alimens solides, reprennent des forces et, avec les forces, la facilité de la déglutition se rétablit, et bientôt les enfans peuvent boire, pourvu qu'ils le fassent lentement.

OBSERVATION XIII. — *Garçon de cinq ans et demi; — angine couen-neuse pharyngienne; — croup; — imminence d'asphyxie; — trachéotomie; — guérison.*

Le mardi matin, 13 mai 1851, à cinq heures et demie, M. le docteur Maurial me fit mander pour faire la trachéotomie chez le jeune Lecornu, âgé de six ans, fils d'un ouvrier peintre en bâtimens, demeurant rue Fontaine-au-Roi, n° 45.

Cet enfant, doué de la plus belle santé jusqu'alors, avait paru indisposé la surveille. Ii était pourtant sorti le dimanche avec son père. Il toussait; il souffrait un peu de la gorge. Dans la nuit du dimanche au lundi, il fut pris d'une toux rauque qui effraya les parens, puis il survint de l'oppression. On appela M. le docteur Maurial, qui reconnut une angine couenneuse et le croup. Il conseilla l'application de cinq sangsues au siége, et l'emploi d'un vomitif; et comme, pendant la nuit du lundi au mardi, les accidens avaient pris une extrême gravité, M. Maurial me fit appeler pour pratiquer la trachéotomie.

Quand j'arrivai, je trouvai l'enfant avec une oppression très notable, l'asphyxie, toutefois, n'était pas imminente; et il me semblait probable que la mort ne surviendrait pas avant dix ou douze heures. La respiration était sifflante; la toux rare et éteinte; la fièvre peu vive.

En abaissant la langue, on voyait sur les côtés de la luette et sur les piliers postérieurs des deux amygdales une fausse membrane peu épaisse, d'un blanc jaunâtre.

Il m'était impossible de revenir dans la journée; et, comme je craignais de trouver l'enfant mort, si j'attendais le soir pour faire l'opération, je me décidai à la pratiquer immédiatement.

L'opération ne présenta aucune particularité que je doive indiquer ici.

Je ne revis l'enfant que le lendemain soir, trente six heures après l'opération. La respiration était facile; la toux grasse; l'expectoration mucoso-puriforme. La surface de la plaie était recouverte de fausses membranes épaisses, et au pourtour de la solution de continuité, il y avait une forte tuméfaction et une auréole érysipélateuse. Peu de fièvre. L'enfant était assis sur son lit, jouant. Il avait pris du lait avec plaisir.

Je cautérisai énergiquement toute la surface de la plaie avec la pierr infernale.

Tout allait bien jusqu'au dimanche 18 mai, que je fis voir l'enfant à M. Bretonneau qui se trouvait accidentellement à Paris. L'érysipèle s'était étendu sur toute la partie antérieure de la poitrine. Il s'était formé quelques phlyctènes. Chaque jour, j'avais vigoureusement cautérisé la plaie, et il s'était reproduit toujours des fausses membranes. Il y avait peu de fièvre. L'enfant avait de l'appétit, peu de soif. Il se levait quelques heures pendant la journée.

Le lendemain lundi, septième jour de l'opération, l'épiderme, qui avait été soulevé par la sérosité, s'était enlevé, et le derme était couvert de fausses membranes diphthériques épaisses. Je cautérisai encore la plaie; et toutes les parties envahies par l'érysipèle ou par les concrétions couenneuses furent recouvertes de compresses enduites de cérat, auquel j'avais fait incorporer un quart de précipité blanc.

Le mardi, huitième jour, l'érysipèle n'avait pas gagné; au lieu de fausses membranes, je trouvai une suppuration d'assez belle apparence. Tout fut continué.

Le mercredi, rien de nouveau. L'enfant avale ses boissons de travers. Je lui fais prendre des potages épais qu'il avale à merveille. L'aspect des plaies cutanées est beaucoup plus satisfaisant. — *Même traitement.*

Le jeudi, dixième jour, j'enlève la canule, je ferme la plaie; mais le larynx est encore presque complètement fermé. Je cautérise de nouveau la plaie, dont les bords sont encore recouverts de couenne diphthérique.

Le vendredi, onzième jour, les plaies sont aux trois quarts cicatrisées. L'aspect de l'incision est meilleur. L'appétit est bon. L'enfant avale un peu mieux les boissons, qui tombent encore en partie dans la trachée, et sont rendues par la plaie du col.

Le samedi 24 mai, douzième jour, je ferme complètement la plaie du col, et la respiration laryngée s'effectue parfaitement. La voix et la toux sont complètement éteintes.

Le dimanche 25 mai, treizième jour. L'enfant va à merveille. Il a de l'appétit, de la force. Il boit plus aisément. Je laisse l'appareil. Il respire très bien par la bouche. La voix commence à donner quelques sons criards et étouffés.

Mardi 27 mai, quinzième jour. Il va de mieux en mieux. L'appétit est vigoureux. La plaie trachéale n'est pas encore fermée. L'enfant avale toujours de travers.

Samedi 31 mai, dix-neuvième jour. Il reste encore une petite fistule aérienne. L'enfant avale encore le liquide de travers. Aujourd'hui, la voix a été timbrée pour la première fois. Bon appétit. Retour des forces.

Je cautérise vigoureusement le trajet fistuleux et la surface de la plaie, qui est recouverte de bourgeons charnus et très saillans. Et deux jours après, la plaie de la trachée est fermée.

Observation XIV. — *Fille de 5 ans ; — inflammation diph'hérique occupant les fosses nasales, le pharynx, le larynx et les bronches ; — trachéotomie ; — mort 62 heures après l'opération.*

Le lundi 19 mai 1851, je fus mandé par M. le docteur Bérard, demeurant à Paris, rue Royale au Marais, pour faire la trachéotomie, chez une petite fille de 5 ans, appartenant à une femme Oudart, blanchisseuse, rue du Val-Sainte-Catherine, n° 18. Le samedi précédent, cette pauvre femme avait perdu une plus jeune fille de 3 ans qui couchait dans le même lit que sa sœur et qui avait été suffoquée par la diphthérie pharyngo-trachéale. Le même jour précisément, un autre petit enfant du même âge, et demeurant exactement en face, avait succombé à la même maladie, malgré les soins éclairés de M. le docteur Maubec.

Notre petite malade était tombée malade en même temps que sa sœur. Il y avait six ou sept jours, on avait remarqué un écoulement abondant par le nez, des épistaxis, et du mal de gorge.

M. Bérard avait trouvé, deux jours auparavant, des amygdales tapissées de fausses membranes qu'il avait énergiquement cautérisées. Le mal s'était néanmoins propagé dans le larynx, et comme l'oppression devenait très violente, les parens eux-mêmes réclamèrent l'opération. Ils y étaient invités surtout par un cas de guérison qui avait eu lieu dans leur famille à la suite de la trachéotomie.

Je fis l'opération assisté de MM. les docteurs Bérard, Maubec, Grenat.

Au moment où j'ouvris la trachée, il s'échappa avec du mucus, une grande quantité de fausses membranes dont quelques-unes appartenaient à la première division des bronches.

Je cautérisai immédiatement et vigoureusement la plaie, je prescrivis des injections alumineuses dans le nez, parce que des fausses membranes tapissaient les fosses nasales, et venaient apparaître à l'ouverture antérieure des narines.

Le lendemain 20 mai, vingt-quatre heures après l'opération, l'état était bon, l'expectoration, muqueuse ; on entendait, dans le poumon gauche, des bulles de râles muqueux gros et assez rares.

Cautériser de nouveau la plaie ; alimenter avec du lait.

Le 21 au soir, l'enfant continuait à être aussi bien. Cependant on entend dans la poitrine, des râles crépitans disséminés. Pendant la nuit, la fièvre devient plus vive, la respiration s'embarrasse, et l'enfant s'éteint sans souffrances à 11 du matin le 22 mai, 62 heures après l'opération.

Le lendemain de la mort de cette petite fille, la mère de l'enfant qui était mort en face, prenait elle-même l'angine maligne, dont elle était heureusement traitée par M. le docteur Maubec.

Quelques jours plus tard, M. Maubec a encore perdu un enfant du croup, dans ce quartier.

OBSERVATION XV. — *Diphthérie laryngo-trachéale* ; — *imminence d'asphyxie ; — trachéotomie ; — guérison.*

(Observation recueillie par M. Becquet, interne de mon service.)

Balliard (Auguste), âgé de 7 ans, entré (salle Sa'nt-Jean, n° 27) le 24 juin 1851.

La mère de l'enfant raconte que le vendredi 20 juin, l'enfant avait encore joué toute la journée, sans paraître malade ; sa voix avait conservé son timbre habituel. Le samedi, la voix avait été enrouée pour la première fois ; la toux rauque, et la respiration avait paru devenir à chaque instant plus difficile.

Dans la soirée du lundi 23, première attaque de suffocation. Ces attaques se reproduisent assez nombreuses pendant la nuit ; et au moment où on amène l'enfant à l'hôpital, il présente tous les signes d'une suffocation imminente ; la respiration se fait avec une difficulté extrême. Chaque inspiration s'accompagne d'un sifflement laryngo-trachéal très prononcé ; les lèvres sont bleuâtres, la face cyanosée, la peau froide, le pouls petit et fréquent ; il y avait donc déjà commencement d'asphyxie lorsque M. Trousseau pratiqua l'opération à 7 heures 1/2 du matin.

L'examen de la gorge avait permis de constater l'absence complète de fausses membranes sur le pharynx ou les amygdales. Cependant, l'engorgement des ganglions sous-maxillaires témoigne de l'existence préalable d'une inflammation couenneuse du pharynx.

Aussitôt après l'opération, l'enfant fut pris d'un frisson violent qui dura plusieurs heures. L'existence de quelques croûtes diphthéritiques dans les fosses nasales fait porter un pronostic fâcheux.

Cependant, le lendemain, l'enfant n'a aucun embarras dans la respiration, qui n'a pas trop de fréquence. Il s'est établi d'ailleurs une réaction en rapport avec l'intensité du frisson qui a suivi l'opération; le pouls donne 155 pulsations par minute.

Le malade, qui n'a pas rendu de fausses membranes pendant ou après l'opération, n'en a point encore rendu.

(Cautérisations de la plaie; injections dans le nez; alimenter en donnant du lait pour boisson.)

26. La fièvre est moindre; le pouls est tombé à 135. La peau est moins brûlante. Expectoration à travers la canule d'un mucus abondant. Pas de fausses membranes. Quelques râles muqueux en arrière, à la partie inférieure du poumon gauche. Râles muqueux.

Apparition d'une ophthalmie catarrhale légère. On cautérise avec le collyre au nitrate d'argent.

(Cautérisation de la plaie. On change la canule. Injection au nitrate d'argent dans les fosses nasales.)

26. Les conditions générales sont très bonnes; le pouls est à 126 pulsations.

La plaie, que l'on cautérise encore, a un aspect meilleur que le jour précédent.

L'expectoration à travers la canule, toujours très abondante, est constituée par un mucus épais. Pas de fausses membranes.

Les râles, assez nombreux du côté gauche, sont plus fins que les jours précédens, et prennent le caractère sous-crépitant.

La tuméfaction des ganglions cervicaux est moindre.

28. Après avoir retiré la canule, on rapproche les lèvres de la plaie extérieure; l'enfant prononce assez distinctement le mot : *papa*; mais il respire avec trop de difficulté, pour qu'on songe à retirer définitivement la canu'e.

Ce ne fut que le 3 juillet seulement qu'on put retirer la canule et fermer la plaie avec des bandelettes de taffetas d'Angleterre; chaque jour cependant, depuis le 28, on avait essayé.

L'enfant fut levé dans la journée; il parut bien; mais le soir, la respiration devint très embarrassée, et la crainte d'un accès de suffocation obligea à remettre la canule.

La canule fut retirée de nouveau le 5,

L'enfant resta ainsi sans canule pendant les journées des 5, 6, 7 et 8 juillet. Il respirait assez librement. La plaie se fermait malgré une abondante expectoration de mucosités qui détachaient à chaque instant les bandelettes.

Le malade n'avalait pas encore de travers, et on se bornait à faire seulement que'ques injections dans le nez lorsque, le 9, la gène de la respiration, qui, depuis la veille au soir, était devenue embarrassée, et avait repris le caractère laryngé, engagea M. Trousseau à remettre la canule, quoique la suffocation ne fût pas cependant imminente.

Le malade conserva, sans accidens, la canule jusqu'au 12. On la retira alors, et quoique le sifflement laryngé persistât encore un peu, on ferma la plaie, après avoir fait, toutefois, la recommandation à la religieuse du service d'enlever les bandelettes s'il y avait menace d'asphyxie.

A partir de ce moment, il n'est plus survenu d'accidens.

Le 17, la plaie était réduite à une fistule si petite, qu'on supprima tout pansement.

L'enfant était complètement guéri, respirant très librement, lorsque le 25 juillet il sortit de l'hôpital.

OBSERVATION XVI. — *Garçon de 32 mois ; — diphthérie pharyngo-trachéale; — imminence de suffocation; — trachéotomie; — mort dix-neuf heures après l'opération.*

Le jeudi matin 26 juin 1851, je fus mandé par M. le docteur Vigny pour voir avec lui l'enfant d'un M. Fortin, distillateur, rue Neuve-des-Petits-Champs, 70.

Cet enfant, âgé de 32 mois, avait en général une assez bonne santé ; il était indisposé depuis quelques jours et ses parens le croyaient atteint d'un léger rhume, quand, le mardi 25 juin, la toux ayant pris un caractère singulier, et un peu d'oppression s'étant manifestée, M. le docteur Vigny, médecin de la famille, fut mandé le soir et reconnut du croup.

L'amygdale gauche était recouverte de concrétions pelliculaires peu épaisses et d'un blanc assez éclatant. La voix était éteinte, la toux rare, le respiration difficile et sifflante.

M. Vigny cautérisa vigoureusement le pharynx avec une éponge imbibée d'une forte solution de nitrate d'argent, et prescrivit un vomitif.

Pendant la nuit, les accidens firent des progrès extrêmement rapides, et le matin, vers cinq heures, la mort semblait imminente. Un vomitif puissant ayant été conseillé, l'enfant rendit dans un effort une fausse membrane tubulée, épaisse, longue de 3 centimètres, d'un blanc de lait, qui évidemment avait tapissé la trachée artère.

Il y eut un peu de répit, et lorsque à dix heures du matin je me trouvai en consultation avec M. le docteur Vigny, les symptômes du croup étaient encore bien graves; cependant l'oppression n'était pas telle que je dusse songer à faire en ce moment la trachéotomie. L'opération fut différée jusqu'au moment où l'asphyxie semblerait imminente.

Nous fîmes encore une cautérisation et nous prescrivîmes deux mixtures, l'une avec l'alun, l'autre avec le calomel, qui durent être prises alternativement de demi-heure en demi-heure.

Nous nous retrouvâmes à dix heures du soir ; M. Vigny avait jugé l'opération tellement nécessaire, qu'il avait tout préparé pour la trachéotomie, il avait même mandé deux autres de nos confrères, MM. les docteurs Despaulx-Ader et Decroisilles pour m'assister.

L'enfant était pâle, respiration sifflante, profonde, il y avait beaucoup de stupeur.

Le pauvre petit fut déshabillé, mis sur la table d'opération, et l'opération se fit comme sur un cadavre, c'est à peine s'il fut nécessaire de contenir les mains.

La trachée fut largement ouverte et il s'en échappa une fausse membrane énorme dont la longueur était de 10 centim., savoir : 4 ou 5 qui appartenaient à la trachée et le reste à l'une des bronches principales.

La canule fut introduite et tous les pansemens se firent sans que l'enfant témoignât ni crainte ni douleur; la respiration, il est vrai, était redevenue facile, mais il restait une sorte de stupeur.

La nuit fut tranquille, sans toux, sans expectoration. Le lendemain matin, quoique le pouls fût calme, que la respiration ne fût pas bruyante, comme la stupeur et l'indifférence persistaient et que la trachée restait sèche, je portai un triste pronostic qui se réalisa bientôt, car le pauvre enfant mourut à cinq heures du soir, le 26, dix-neuf heures après la trachéotomie.

OBSERVATION XVII. — *Garçon de 32 mois ;—inflammation diphthérique du pharynx et des voies aériennes; — asphyxie imminente; — trachéotomie; — mort dix-huit heures après l'opération.*

Le lundi 7 juillet 1851, à dix heures du soir, j'ai été mandé par M. le docteur Patouillet auprès d'un jeune garçon de 32 mois, vigoureux, appartenant à M. Poinson, fabricant, rue Neuve-Ménilmontant, 8, à Paris.

Cet enfant, depuis plusieurs jours était malade ; mais il se levait et jouait dans la cour avec les autres enfans. Il se plaignait de mal de gorge. On le mena chez un pharmacien du voisinage qui conseilla des gargarismes adoucissans.

Les parens n'avaient point examiné la gorge ; ils constataient seulement l'existence d'un engorgement considérable à l'angle des mâchoires.

Cependant la voix s'était altérée, et, depuis deux nuits, la toux était rauque et la respiration difficile.

La nuit du dimanche 6 juillet au lundi 7 fut excessivement agitée, et à quatre heures du matin M. Patouillet fut appelé. Il reconnut une affection croupale arrivée à un degré très grave, reconnut l'existence de la diphthérie sur les amygdales et sur la membrane muqueuse nasale.

Il prescrivit un vomitif et une mixture avec le miel et l'alun.

La journée se passa très mal, et comme la mort semblait imminente, M. le docteur Patouillet me manda pour faire la trachéotomie.

Je la fis à dix heures du soir, le 7 juillet ; l'opération fut facile. Au moment où j'ouvris la trachée, il sortit beaucoup de mucus et un peu de fausses membranes peu denses. Après le pansement la nuit se passa bien. Je le revis le lendemain à cinq heures du soir et je le trouvai fort oppressé, expectorant peu ; il n'avait pas rendu de fausses membranes. Mort le lendemain à cinq heures du soir.

Quinze jours plus pard, je revis la mère, j'appris d'elle que deux autres enfans venaient de succomber au mal de gorge dans la même maison.

OBSERVATION XVIII. — *Fille de 3 ans 1/2 ; — Diphthérie pharyngolaryngienne ; — oppression extrême ; — trachéotomie ; — guérison.*

Le 31 juillet, je fus appelé par M. le docteur Guillard, pour une petite fille de 3 ans 1/2, habituellement bien portante, fille de M. Bellangé, commissaire de police, passage Sandrié, n° 7.

Depuis trois jours, la voix est enrouée. Depuis le matin, la toux est rauque ; la respiration sifflante, peu difficile. Pas d'engorgement des ganglions du col. Peu de fièvre. L'enfant s'est levée et a joué dans la matinée.

Je la vois à six heures du soir. Je constate ce qui vient d'être indiqué. Une fausse membrane épaisse, d'un blanc-jaunâtre, recouvre toute l'amygdale droite.

Nous prescrivons les deux mixtures suivantes, qui seront prises alternativement, et d'heure en heure, par demi-cuillerées à café :

Alun. . . .	10 grammes.	Calomel. . .	1 gramme.
Miel. . . .	50 grammes.	Miel.	50 grammes.

Le lendemain matin, 1er août, dix heures. L'état est le même. La toux éteinte. La respiration un peu plus sifflante. Une fausse membrane épaisse recouvre aujourd'hui les deux amygdales. L'enfant a pris toute sa mixture.

Cautérisation énergique avec l'acide chlorhydrique. Continuation de l'alun et du calomel.

Le 2 août, dix heures du matin. Pendant la nuit, beaucoup d'oppression. L'enfant a rendu un fragment de fausse membrane de 4 centimètres de longueur. Il y a ensuite un peu de rémission ; pourtant les accidens reparaissent. L'anxiété est extrême. L'état des amygdales est le même. Je cautérise de nouveau. L'opération est décidée, et nous la faisons à une heure de l'après-midi, le 2 août 1851, en présence de MM. les docteurs Guillard, Chaillé, et de M. Borel, pharmacien. L'opération se fit avec une extrême facilité. Au moment où la trachée fut ouverte, il s'échappa du mucus épais et quelques fausses membranes d'une consistance médiocre.

Nous fîmes le pansement ordinaire, et l'enfant se remit sur son séant, souriante et avec l'aspect le plus satisfaisant.

3 août. La nuit s'est très bien passée. Le matin, à neuf heures, pendant que la mère était allée dans une pièce voisine, l'enfant se lève, va sans bruit chercher dans un meuble une corde de jeu, et se met à sauter à la corde au milieu de l'appartement. La mère, épouvantée, revient, la remet au lit ; mais la petite fille voulut absolument être habillée, et elle resta une partie de la journée assise sur les genoux de sa mère, une autre partie debout et se promenant.

Un peu de fièvre ; toux grasse. Pas de fausses membranes. Lait coupé pour aliment.

Lundi 4 août, quarante-huit heures après l'opération. L'enfant est debout, courant dans l'appartement ; avec peu de fièvre ; toux grasse, muqueuse ; pas d'oppression ; pas de râles. Augmenter l'alimentation.

Mardi 5 août, 72 heures après l'opération. L'enfant va de mieux en mieux ; à peine de la fièvre. La toux est grasse, et l'expectoration mucoso-puriforme. Pas de râles.

L'appétit se prononce. L'enfant avale un peu de travers les boissons. Elle mange d'ailleurs avec plaisir et sans trop de difficulté.

Mercredi 6 août, 96 heures après l'opération. Tout va parfaitement, à cela près que l'enfant avale un peu de travers. J'enlève la canule, je ferme la plaie, et je vois avec satisfaction que l'air pénètre par le larynx. Pendant toute la journée, l'enfant joue et court sans éprouver de gène. La voix est complètement enrouée. Les boissons passent en partie par le larynx.

Jeudi 7 août, sixième jour. Le mieux continue. L'enfant avale de travers. Les deux amygdales sont complètement débarrassées.

Vendredi, septième jour. La voix est un peu timbrée. L'appétit est vigoureux. La déglutition des liquides est moins difficile.

Samedi, huitième jour. La plaie de la trachée est presque fermée.

Lundi, dixième jour (11 août). Le mieux continue. La plaie est fermée.

Le père de l'enfant a la fièvre à son tour. Depuis hier, il est atteint d'angine diphthérique, que l'on traite par l'alun et les caustiques, et qui guérit après huit jours de médication active.

———

Résumé. — J'ai fait jusqu'aujourd'hui, 23 août 1851, 169 trachéotomies ; 11 pour des maladies chroniques du larynx, 158 pour des cas de croup.

J'ai en tout 43 guérisons, sur ces 158 opérations, — soit un peu plus du quart.

Mais en ne comptant que les 18 dernières, que je viens de rapporter, dans lesquelles le traitement a subi de si grandes modifications, j'obtiens une proportion de guérisons infiniment plus considérable, 8 guérisons sur 18 opérations, près de la moitié.

Les résultats obtenus dans notre hôpital des Enfans, où la même médication est adoptée, ne sont pas moins heureux.

19 trachéotomies ont été faites depuis le 1er janvier 1851 jusqu'aujourd'hui 23 août. Il y a 8 enfans guéris ; le 19me, encore en traitement, est tellement bien, que tout fait espérer une prochaine guérison, — soit 9 sur 19.

L'an dernier, à l'hospice des Enfans-Trouvés, M. Guillot opère 3 enfans, 2 guérissent.

Enfin M. Paul Guersant obtient, dans les opérations qu'il fait en ville, la même proportion de guérisons que moi.

PARIS. — TYPOGRAPHIE ET LITHOGRAPHIE FÉLIX MALTESTE ET Cie,
Rue des Deux-Portes-Saint-Sauveur, 22.

www.ingramcontent.com/pod-product-compliance
Ingram Content Group UK Ltd.
Pitfield, Milton Keynes, MK11 3LW, UK
UKHW031742170726
13836UKWH00002B/832